Die
Einheitsbestrebungen
in der
wissenschaftlichen Medicin

von

Rud. Virchow.

Berlin.
Druck und Verlag von G. Reimer.
1849.

Herrn Carl Mayer,

Vorsitzendem der Gesellschaft für Geburtshülfe zu Berlin,

zum 18. September 1849.

Im Begriff, einen weiten Wirkungskreis verlassen zu müssen, den ich unter mancher Anstrengung begründet hatte, mich von Verhältnissen und Personen loszureißen, welche mir in mehr als einer Hinsicht theuer geworden sind, im Begriff, einen Abschnitt meines Lebens, voll von Arbeiten, von Freuden und von schweren Erfahrungen, abzuschließen, fühle ich das Bedürfniß, in kurzem Rückblick den Standpunkt darzulegen, den ich in der Wissenschaft festgehalten und von dem aus ich ihre Entwickelung zu fördern gesucht habe.

Gegnern gegenüber habe ich mich nicht zu rechtfertigen, denn ich weiß von keinem Angriff auf meine wissenschaftliche Thätigkeit, der an's Licht getreten wäre.

Aber auch meinen Feinden nicht minder, als meinen Freunden mögen die nachfolgenden Skizzen den Beweis liefern, daß ich meine Aufgaben mit Bewußtsein gestellt und daß ich nie, weder am Leichentisch oder hinter dem

Mikroskop, noch am Krankenbett oder im öffentlichen Leben über der Mannichfaltigkeit des Einzelnen das Streben nach höheren, einheitlichen Principien vergessen habe.

Es ist möglich, daß ich in Einzelnheiten geirrt habe; ich werde gern bereit sein, auch künftig meine Fehler einzugestehen und sie zu verbessern. Aber ich habe die Ueberzeugung, daß ich mich niemals in der Lage befinden werde, den Satz von der Einheit des menschlichen Wesens und seine Consequenzen zu verleugnen.

Berlin, im September 1849.

Inhalt.

Der Mensch. . . . . S. 1
Das Leben. . . . . S. 6
Die Medicin. S. 16
Die Krankheit. . . . . S. 24
Die Seuche. . . . . S. 46

Der Mensch.

Homo naturae minister et interpres tantum facit et intelligit, quantum de naturae ordine re vel mente observaverit: nec amplius scit aut potest. *Baco.*

Alle menschliche Erkenntniß begründet sich auf das Bewußtsein von den Beziehungen, welche der Einzelne zu dem hat, was außer ihm ist.

Diese Beziehungen werden bewußt durch die Veränderungen, welche von den Sinnesorganen aus an den Centralapparaten des Gehirns erregt werden.

Ohne Sinnesorgane, ohne Leitung der (durch die Beziehungen zu den äußeren Dingen hervorgebrachten) Veränderungen der Sinnesorgane zu den Central-Gehirnapparaten, endlich ohne consecutive Veränderungen dieser letzteren für sich und durch einander ist kein Bewußtsein, also auch keine geistige Thätigkeit möglich: der Mensch bleibt blödsinnig.

Die Mannichfaltigkeit der Beziehungen der Sinnesorgane zu äußeren Dingen bedingt daher den Umfang der geistigen Thätigkeit, die Ausdehnung der Cultur; ohne sie bleibt der Mensch einfältig, simpel. („Der Mensch ist das Produkt seiner Verhältnisse.“)

Die Cultur besteht aber nicht bloß in dem Umfange der sinnlichen Wahrnehmungen, sondern wesentlich in der Energie der Erregungen der Gehirnapparate durch einander, in der Mittheilung der Erregung von den Sinnescentren auf zahlreiche Gruppen von Ganglienkugeln.

Der menschliche Stolz hat sich darin gefallen, gegenüber dieser mitgetheilten Erregung eine freiwillige als charakteristische Eigenschaft der menschlichen Species aufzustellen, die Spontaneität des Denkens, den Willen. Allein die Beobachtung sowohl der Naturvölker, als des einzelnen Menschen von den ersten Tagen seiner Geburt an zeigt uns, daß eine primitive Spontaneität nicht besteht, sondern daß von Anfang an überall nur Empfindung oder (unbewußte) Reflexthätigkeit, oder wie man sagt, instinktive Thätigkeit (instinguo von *στίζω*, stechen) vorhanden ist.

Das neugeborne Kind fühlt sich noch als Eins. Es sieht nur die Veränderungen seines Central-Sehapparats, es hört nur die Schwingungen seines Central-Gehörorgans. Erst durch die gleichzeitige Veränderung mehrerer Sinnesapparate oder durch eine gewisse Reihenfolge der Veränderungen desselben Organs kommt es zur Unterscheidung, zur distinktiven Thätigkeit.

Durch das Unterscheiden gestaltet sich allmählich die Erkenntniß von den Verschiedenheiten zwischen den äußeren Dingen und den inneren Veränderungen des Gehirns, welche durch die Beziehungen zu den äußeren Dingen erst hervorgebracht werden, der Gegensatz von Mensch und Außenwelt, das Bewußtsein des Ich.

In dem Maaße, als dieses distinktive Isoliren fortschreitet, verliert sich das Instinktive der Thätigkeit und das ursprünglich einheitliche Gefühl geht mehr und mehr in dem Bewußtsein, im Dualismus von Ich und Nicht-Ich auf.

Erst die vorgeschrittene Wissenschaft hat die Einheit des

Bewußtseins wieder herzustellen vermocht, indem sie zeigte, daß der Mensch nur der Veränderungen seiner Central-Gehirnapparate sich bewußt werden kann und daß er von äußeren Dingen nur dann eine Kenntniß erlangt, wenn dieselben durch die Sinnes-Werkzeuge an den Central-Gehirnapparaten Veränderungen hervorgebracht haben.

Daraus folgt, daß der Mensch außer sich nichts zu begreifen hat (γνῶϑι σαυτὸν) und daß Alles außer ihm für ihn transscendent ist.

Nur der Egoismus, das dualistische d. h. das unvollkommene, unwissenschaftliche Bewußtsein, welches nicht zum Durchbruch gekommen ist, obwohl es „vom Baum der Erkenntniß gegessen" hat, konnte das Menschengeschlecht zur Transscendenz treiben.

Die Transscendenz hat zwei Wege, den des Glaubens und den des Anthropomorphismus.

Ueber den Glauben läßt sich wissenschaftlich nicht rechten, denn die Wissenschaft und der Glaube schließen sich aus. Nicht so, daß der eine die andere unmöglich machte oder umgekehrt, sondern so, daß, soweit die Wissenschaft reicht, kein Glaube existirt und der Glaube erst da anfangen darf, wo die Wissenschaft aufhört. Es läßt sich nicht läugnen, daß, wenn diese Grenze eingehalten wird, der Glaube wirklich reale Objekte haben kann. Die Aufgabe der Wissenschaft ist es daher nicht, die Gegenstände des Glaubens anzugreifen, sondern nur die Grenzen zu stecken, welche die Erkenntniß erreichen kann, und innerhalb derselben das einheitliche Selbstbewußtsein zu begründen.

Der Anthropomorphismus ist der Versuch des dualistischen Bewußtseins, zu der ursprünglichen Einheit zurückzukehren. Der Weg dieser Anabasis ist derselbe, welchen unwissenschaftliche Naturen immer zu gehen pflegen, der der Analogie.

Der religiöse Anthropomorphismus construirt den menschenähnlichen Gott, der philosophische die Unendlichkeit des menschlichen Denkens.

Geht man einmal an transscendente Fragen, versucht man die Grenzen der Selbsterkenntniß zu überschreiten, so ist nichts Anderes möglich. Da der Mensch in dem Bewußtsein nur die Mittel der Erkenntniß der Veränderungen seines eigenen Gehirns besitzt, so bleibt ihm nichts weiter übrig, als seine eigenen Eigenschaften unendlich zu potenziren. Die Eigenschaften des menschenähnlichen Gottes sind nur quantitativ, bis zum Unbegreiflichen gesteigerte Eigenschaften des zur Gottähnlichkeit anstrebenden Menschen, und das auf die letzten Abstractionen zurückgeführte menschliche Denken kommt doch nie über sich selbst hinaus.

Die Einheitsbestrebungen des dualistischen Bewußtseins schlagen deßhalb, so lange sie anthropomorphisch bleiben, auch sofort wieder in das Gegentheil um, nachdem sie sich einen Augenblick auf der schwindelnden Höhe des Ungeheuren oder in dem gestaltlosen Nebel des reinen Seins gehalten haben. Aus dem einen geht der Dualismus von Gott und Welt, aus dem anderen der Dualismus von Geist und Körper, Kraft und Materie, Sein und Nicht-Sein hervor, beidemal auf transscendente und daher unbegriffene Weise.

Das wissenschaftliche, zur Einheit gelangte Bewußtsein hat nicht das Bedürfniß des Anthropomorphismus, da es im Humanismus seine Befriedigung findet.

Der Humanismus, wahrhaft aufgefaßt, ist keine Menschheitsapotheose, denn das ist eben Anthropomorphismus, sondern die wissenschaftliche Selbsterkenntniß, hervorgegangen aus der Mannichfaltigkeit der Beziehungen der einzelnen denkenden Menschen zu der immer wechselnden Außenwelt.

Seine Basis ist die Naturwissenschaft, sein eigentlicher Ausdruck die Anthropologie.

Daher ist der Humanismus weder atheistisch, noch pantheistisch, denn er kennt für Alles, was jenseits der Grenzen der Erkenntniß liegt, nur eine Formel: ich weiß nicht. („Die Naturwissenschaft ist bescheiden." Liebig.)

Er ist weder rein spiritualistisch, noch rein materialistisch, denn für ihn sind Constanz der Kraft und Constanz der Materie gleichbedeutende Formeln, entsprechend der Ueberzeugung von der Einheit des menschlichen Wesens.

Er ist weder egoistisch, noch sentimental hingebend, denn, indem er die Berechtigung aller Einzelnen auf einheitliche Entwickelung anerkennt, muß er nothwendig die gleiche Berechtigung fordern.

Er ist endlich weder anarchisch, noch communistisch, denn, da er von der Mannichfaltigkeit der Naturerscheinungen ausgeht und die Gesetze der Einzelnen studirt, so begreift er, daß die Mannichfaltigkeit der Existenz der Einzelnen nach ihren eingebornen Gesetzen eine Naturnothwendigkeit ist.

Das Leben.

Autorum hactenus nemo istud lumen indagavit vitale, quo spiritus illuminatur et quodammodo fervet, sic ut unum quasi fiant vita, lumen, forma et anima sensitiva.

van Helmont.

Zu der Unterscheidung des Ich von dem Anderen gelangt, findet das dualistische Bewußtsein alsbald einen neuen Dualismus des Anderen in dem Unterschiede zwischen Belebtem und Unbelebtem, Organischem und Unorganischem. Das Andere ist entweder dem Ich ähnlich oder unähnlich: das Unterscheidende ist das Leben.

Vergeblich hat man sich bemüht, diesen Unterschied objektiv aufzulösen. Man hat von einem Leben der Atmosphäre, der Erde, des Weltalls gesprochen und das Kriterium des Lebens in die Erhaltung der einheitlichen, gleichbleibenden Sonder-Existenz gesetzt.

Nun kann man freilich den Tod, die Negation des Lebens, als Aufhebung jener Sonder-Existenz bezeichnen, allein ein solcher Gegensatz von Leben und Tod bezieht sich nur auf verschiedene Zustände derselben Körper, während das Bewußtsein den Gegensatz von Belebtem und Unbelebtem an verschiedenen Dingen gewinnt.

Die Erde ist weder lebendig, noch todt, wenn sich auch nachweisen läßt, daß seit Jahrtausenden kein Atom hinweg genommen ist und nur einige Asteroiden hinzugekommen sind, sie also ihre einheitliche Sonder-Existenz vollkommen erhalten hat. Ebensowenig ist die Atmosphäre lebendig oder todt, trotzdem daß sie durch eine immer fortgehende Bewegung an jedem Punkte ihre Mischung ziemlich gleichmäßig erhält.

Nicht die Erhaltung der gleichbleibenden, einheitlichen Sonder-Existenz ist das Kriterium des Lebens, sondern vielmehr der immanente einheitliche Grund dieser Erhaltung ist es. Auch der Krystall erhält seine einheitliche Sonder-Existenz ungeschmälert, allein der Grund ist kein einheitlicher; er ist jedem einzelnen Krystallmolecül inhärent; der Krystall ist nur ein Vielfaches von gleichbeschaffenen Molecülen.

Die Krystallisation tritt jedesmal auf, sobald die Bedingungen gegeben sind, unter denen die Eigenschaften der krystallisirbaren Körper manifest werden können. Diese Eigenschaften sind moleculäre und ursprüngliche, und da wir die Bedingungen, unter denen sie manifest werden können, jeden Augenblick willkürlich zu setzen vermögen, so sind wir auch in jedem Augenblick im Stande, Krystalle zu „machen".

Diejenigen, welche den Unterschied von Belebtem und Unbelebtem objektiv auflösen wollten, haben viel von organischer Krystallisation als Ausdruck für die plastischen Lebensvorgänge gesprochen, und die Alchymisten sind von der Gewißheit, Krystalle machen zu können, schnell zu der demiurgischen Hoffnung fortgeschritten, auch den homunculus zu produciren. Die Naturwissenschaft hat diese Ansichten und Hoffnungen nicht bestätigt.

Sie hat allerdings gezeigt, daß das Leben an eine bestimmte Form gebunden ist, ohne welche es eben so wenig manifest wird, als die Eigenschaften der krystallisirbaren Körper ohne die bestimmte Form zur vollen Erscheinung kommen.

Diese bestimmte Form ist die Zelle, ein Gebilde, das aus zwei in einander geschachtelten Bläschen von verschiedener, chemischer Beschaffenheit besteht.

Die Zelle, als die einfachste Form der Lebensäußerung, welche doch den Gedanken des Lebens vollständig repräsentirt, ist die organische Einheit, das untheilbare lebendige Eine.

Darin kommt Alles Lebendige überein, daß es von der Zelle ausgeht: nicht bloß die einzellige Pflanze uud das einzellige Thier, sondern auch die vollendetste Pflanze und das höchst entwickelte Thier (der Mensch), welche von der einfachen Zelle (Sporen- oder Pollenzelle, Eizelle) ihren Anfang nehmen.

Das Leben ist also an die bestimmte Form der Zelle gebunden. Ohne sie kommt es nicht zur Erscheinung. Der Ausdruck des Lebens ist daher die Zellenbildung, die Organisation. Nur das Organische ist lebendig.

Allein die Organisation ist nicht das Leben selbst, sondern nur die Manifestation, das sichtbare Resultat des Lebens. Das Material, an dem sie zu Stande kommt, aus welchem die Zellenbildung geschieht, erfährt schon vor dem sichtbaren Beginn der letzteren eine Reihe von Veränderungen chemischer Art. Ja die Zelle selbst ist nicht schon von Anfang an Zelle, sie steht nicht urplötzlich da, sondern es tritt eine Reihe von successiven Vorgängen vor unser Auge, deren Endglied erst die vollendete, organische Einheit, die Zelle, ist.

Die Mutterlauge des Krystalls ist also wesentlich verschieden von der Bildungsflüssigkeit der Zelle, dem Protoplasma, dem Blastem. Sowohl die Mutterlauge, als das Blastem sind formlose Massen, aus denen durch ein Zusammentreten von Atomen bestimmt gestaltete Körper hervorgehen. Der Unterschied liegt darin, daß bei der Krystallisation die schon in der Mutterlauge präexistirenden Substanzen einfach zusammentreten, während bei der Organisation die in dem Blastem vorhandenen, gleichmäßig durch dasselbe vertheilten Substanzen chemische Differenzirungen erfahren, durch welche erst die zu den Anfängen der Zellenbildung brauchbaren Materialien geschaffen werden. Dem plastischen, schöpferischen Akte geht also in der Geschichte der Lebensvorgänge eine innere Bewegung des Formlosen vorauf, und das morphologische Produkt, die Zelle, ist chemisch verschieden sowohl von der Gesammtheit des Blastems, als auch von jedem einzelnen seiner Bestandtheile.

Man muß demnach schon im Beginn des Lebens einen *inneren* und einen *äußeren* Akt unterscheiden.

Der äußere, plastische Akt, die Organisation, welche man mit der Krystallisation parallelisiren darf, ist von dem voraufgehenden inneren abhängig; er kann als das nothwendige Resultat der Eigenschaften der durch den inneren Akt gebildeten, neuen chemischen Stoffe, als das Zusammentreten dieser Stoffe zu bestimmten, in den Eigenschaften derselben begründeten Formen aufgefaßt werden.

Der innere, präparatorische Akt, die vormorphologische Bewegung ist, soweit wir ihn bis jetzt erfassen können, ein *chemisch-katalytischer*. Die Substanzen, aus welchen das Blastem besteht, sind bestimmte chemische Körper; diejenigen, welche durch die innere Differenzirung desselben gebildet werden und das Material der Organisation liefern, sind gleichfalls bestimmte chemische Körper; die Gesetze, nach welchen die letzteren aus den ersteren entstehen, unterscheiden sich, soweit sich bis jetzt erkennen läßt, in keiner Weise von den gewöhnlichen chemischen Gesetzen.

Daraus folgt aber keineswegs, daß dieser innere, katalytische, eigentlich genetische Akt durch die chemischen Affinitäten der Körper *eingeleitet* wird.

In der Verkennung dieses Unterschiedes beruht die große Kluft zwischen den chemischen und vitalistischen Puristen. Die

Chemiker und Chemiatriker haben das Leben überhaupt auf chemische Vorgänge, die nach den allgemeinen chemischen Gesetzen eintreten, zurückgeführt; die Vitalisten und Animisten dagegen haben den Chemismus geradezu aus dem Leben hinausgeworfen, ihn als den Gegensatz des Lebens geschildert, der erst im Tode geltend werde. Die neuere Wissenschaft hat diesen Widerspruch aufgehoben.

Die gewöhnlichen chemischen und physikalischen (mechanischen) Gesetze gelten auch im lebenden Körper; die Lebensvorgänge, insofern sie an mechanischen Stoffen zu Stande kommen, bieten im Einzelnen keine Abweichungen von den gewöhnlichen Aeußerungen der mechanischen Gesetze dar. In so weit sind also die Schulen der Mechaniker vollkommen berechtigt.

Allein die Mechanik des Lebens, die Physik und Chemie der vitalen Vorgänge stellen nicht das Leben mit seinem innersten Kern und Wesen dar; sie enthalten nicht den immanenten, einheitlichen Grund desselben.

Die mechanischen Gesetze der Physik und Chemie werden nicht überall in jedem Augenblick alle manifest. Sie beruhen auf Eigenschaften, welche den Körpern ein für allemal inhärent, aber häufig latent sind, und nur dann zur Erscheinung (zum Bewußtsein) kommen, wenn eine Veränderung in den Beziehungen der Körper und dadurch eine Veränderung unserer Central-Sinnesapparate eintritt.

Eine Veränderung in den Beziehungen der Körper ist aber wiederum nur möglich durch das Eintreten einer Bewegung an den Körpern. Die Bewegung selbst ist mechanisch (physikalisch oder chemisch) und kann also auch nur mechanisch erregt werden (Stoß). Die Erregung, der Grund der Bewegung, ist aber, soweit unsere Forschungen gehen, immer wieder die Folge einer anderen Bewegung, und je weiter wir den Erregungen nachgehen, um so weniger sind wir im Stande, den Gedanken von der Spontaneität der Erregung, von der Selbsterregung zu begründen.

Die Frage von der ursprünglichen Erregung, der Schöpfung, ist daher eine transscendente, weil sie uns auf ein Gebiet führt, welches aller Erfahrung widerspricht und für welches uns jede Möglichkeit einer Anschauung, einer bewußten Erkenntniß abgeht.

So ist es auch mit der Erregung des Lebens. Der innere, katalytisch-genetische Akt, welcher die Bedingungen für das Zustandekommen des äußeren, plastischen Akts schafft, ist eine mechanische Bewegung, welche auf den gewöhnlichen chemischen und physikalischen Gesetzen beruht, d. h. welche die gewöhnlichen Eigenschaften der in dem Blastem enthaltenen Stoffe manifest werden läßt.

Allein diese Bewegung ist erregt durch etwas, das nicht diese Bewegung selbst ist. Was ist nun dieses Andere?

Man hat es Leben, Lebenskraft, Lebensprincip, essentielle Kraft, Seele oder wie sonst genannt. Man hat damit eine Formel gefunden, aber die Größe, für welche diese Formel eingesetzt wurde, blieb eine unbekannte.

Ist dieses Andere spontan?

Jahrhunderte lang hat diese Frage in der Naturwissenschaft aufgeworfen gelegen und die fortschreitenden Erfahrungen haben bald die eine, bald die andere Partei zur herrschenden gemacht. Generatio aequivoca (spontanea) und Omne vivum ex ovo!

Seitdem wir die Fortpflanzung des thierischen Lebens durch Theilung und Knospenzeugung kennen gelernt haben, ist die letztere Partei-Formel zu eng geworden. Die Frage muß jetzt so gestellt werden: Wird die Lebensbewegung immer erregt durch die Mittheilung der Bewegung oder giebt es eine Spontaneität der Erregung?

Die empirischen Thatsachen gestatten noch immer keine ganz entscheidende Beantwortung dieser Frage. Nachdem sie von dem Gebiet der Entozoen zurückgeworfen ist, erheben sich wieder Zweifel über die Pilze. Allein alle bekannten Thatsachen sprechen gegen die spontane Erregung in gegenwärtiger Zeit, gegen die Epigenese. Nirgends entstehen neue Formen, immer reproduciren sich die alten mit der Fähigkeit der fortgehenden Erregung, der Fortpflanzung.

Die Geschichte lehrt uns freilich, daß Perioden da gewesen sind, wo neue Formen entstanden. Die Paläontologie zeigt uns, daß die ältesten Schichten der Erdrinde keine Spuren lebender Wesen darbieten und daß erst im Laufe von Revolutionen, deren Dauer undenkbar ist, nach und nach die Oberfläche unseres Weltkörpers mit Pflanzen und Thieren belebt worden ist. Schicht um Schicht der Erdrinde birgt andere Formen des Lebens, bald ganz neue Klassen von Pflanzen oder Thieren, bald bis dahin unerhörte, nachher nie wieder gesehene Geschlechter.

War nun damals eine Spontaneität der Erregung? wurde damals, am fünften und sechsten Tage unseres Weltkörpers das „Es werde" der Schöpfung gesprochen? Unsere Wissenschaft vermag die Zeugnisse zur Beantwortung solcher Fragen nicht zu liefern.

Allein, wenn es richtig ist, was man von der Constanz der Materie und von der Constanz der Kraft gesagt hat, so folgt daraus auch die Constanz der Bewegung, und es bleibt uns dann nichts weiter übrig, als anzunehmen, daß bei den großen Revolutionen der Erde Momente eingetreten sind, wo die bis dahin bestandene Bewegung durch die Beziehungen, welche der Erdkörper zu anderen Theilen unseres Sonnensystems erlangte, plötzlich große Veränderungen erfuhr, wo die Bedingungen zur Manifestation der chemischen und physikalischen Eigenschaften der Körper in einer ganz neuen Weise auftraten, und indem sich die alten Verbindungen lösten, neue Zusammensetzungen gefügt wurden, deren Mannichfaltigkeit und Wunderbarkeit sich begreift, wenn man die Lebhaftigkeit der chemischen Anziehung bei Verbindungen in statu nascente erwägt.

Die Chemie hat noch keinen der Blastemkörper (Faserstoff, Eiweiß, Stärke ꝛc.) aus den Elementen zusammensetzen, die Physik noch keinen dieser Körper, wenn er gegeben war, außerhalb des Lebendigen, zur Organisation, zur Zellenbildung zwingen können. Was liegt daran? Wenn uns die Geschichte der Erde zeigt, daß eine Zeit existirte, wo keiner dieser Blastemkörper vorhanden war und auch nicht vorhanden sein konnte; wenn wir sehen, daß dann bestimmte Perioden eintraten, wo diese Körper und aus ihnen organische Formen sich zusammensetzten, was dürfen wir daraus schließen, wenn nicht das, daß unter ganz ungewöhnlichen Bedingungen das Wunder d. h. die momentane Offenbarung des sonst latenten Gesetzes geschah?

Es ist damit keineswegs gesagt, daß die Perioden der Schöpfung geschlossen sind oder daß es der Forschung der mechanischen Wissenschaften niemals gelingen werde, diese ungewöhnlichen Bedingungen im kleinen Maaßstabe willkürlich zu setzen, wirklich einmal produktiv zu werden und Eiweiß, Stärke oder Zellen zu „machen". Aber es ist damit wohl gesagt, daß bis jetzt die Bedingungen für das Umschlagen der gewöhnlichen mechanischen Bewegungen in vitale vollkommen unbekannt sind, daß die ungewöhnlichen Bedingungen, unter denen in den Zeiten der gewaltigsten Erdrevolutionen die zu neuen Verbindungen zurückkehrenden Elemente in statu nascente die vitale Bewegung erlangten, jetzt nirgend vorhanden sind und daß alles Leben, das uns gegenwärtig erkennbar wird, nur ein mitgetheiltes, von Einheit zu Einheit sich fortpflanzendes ist.

Wenn wir die Lebensvorgänge übersehen, so haben wir also ein Bekanntes und ein Unbekanntes von einander zu sondern. Das Erregende der Bewegung liegt vor aller Beobachtung, die Bewegung selbst ist unserer Forschung nach allen Richtungen, bald mehr, bald weniger zugänglich.

Die Bewegung selbst ist eine mechanische, denn wie sollte sie sonst zu unserer Kenntniß kommen, wenn sie nicht auf die sinnlichen Eigenschaften der Körper begründet wäre? Die Träger der Bewegung sind bestimmte chemische Stoffe, denn wir kennen keine anderen Stoffe im Körper, als chemische. Die einzelnen Bewegungsakte reduciren sich auf mechanische (physikalisch-chemische) Veränderungen der die organischen Einheiten, die Zellen und ihre Aequivalente, constituirenden Elemente.

Der Streit zwischen Mechanik und Leben findet in diesen Sätzen seine Lösung. Mechanik und Leben sind nicht identisch, sondern Leben ist nur eine besondere Art der Mechanik und zwar die allercomplicirteste Form derselben, diejenige, wo die gewöhnlichen mechanischen Gesetze unter den ungewöhnlichsten und mannichfaltigsten Bedingungen zu Stande kommen und daher die endlichen Resultate von den Anfängen der Veränderung durch eine so große Reihe schnell verschwindender Mittelglieder getrennt sind, daß wir die Verbindung nur mit der größten Schwierigkeit herzustellen vermögen. — Manche haben zugestanden, daß das Detail der organischen Prozesse allerdings mechanisch sei, aber sie haben sich dagegen gesträubt, die Mechanik des Lebens überhaupt zuzugestehen. Diese Unterscheidung hat etwas höchst Gefährliches in sich, da sie sehr leicht zum Mysticismus führen kann. Halte man nur das fest, daß überall eine mitgetheilte, mechanische Bewegung vorhanden ist, deren Anfang keine Untersuchung zuläßt, welche aber, nachdem sie einmal da ist, sich auf erregungsfähigen Stoff fortpflanzt und an diesem Stoff eine höchst verwickelte, zu immer neuen Umsetzungen führende Bewegung hervorruft, welche die gewöhnlichen chemischen und physikalischen Eigenschaften der Stoffe in einer eben so ungewöhnlichen Weise hervortreten läßt, als die erregte Bewegung selbst ungewöhnlich, nur auf eine bestimmte Reihe erregungsfähiger Stoffe beschränkt ist.

Das Leben ist also, gegenüber den allgemeinen Bewegungsvorgängen in der Natur, etwas Besonderes, allein es bildet nicht einen diametralen, dualistischen Gegensatz zu denselben, sondern nur eine besondere Art der Bewegung, welche, von der großen Constante der allgemeinen Bewegung abgelöst, neben derselben und in steter Beziehung zu derselben hinläuft. Ein Theil der Gesammt-Materie tritt von Zeit zu Zeit aus dem gewöhnlichen Gange seiner Bewegungen heraus in besondere organisch-chemische Verbindungen, und nachdem er eine Zeit lang in verschiedener Weise (in binären und gepaarten Verbindungen) darin verharrt ist, kehrt er wieder zu den allgemeinen Bewegungs-Verhältnissen zurück.

Der Stoff, der Träger des Lebens, ist also nichts Besonderes, sondern nur die Bewegung des Stoffs, das Leben selbst ist es. Nicht der Stoff, der Körper, der Leib ist das Einheitliche, sondern nur die immanente, mitgetheilte und sich mittheilende Bewegung, welche die Bedingungen für den Ablauf der mechanischen Lebensvorgänge schafft. Nicht die Form, die durch Zellenbildung für einen Augenblick fixirte Materie ist das Wesen, sondern die treibende innere Bewegung, welche die plastischen Verbindungen erzeugt und welche immer vollkommenere, immer energischere Formen schafft, je günstiger die Bedingungen für die Ausdehnung der vitalen Bewegung sind.

Die Medicin.

Est objectum ejus hominis vita, sanitas, morbus, mors; horum causae, quibus oriuntur; eorundem media, quibus diriguntur. *H. Boerhaeve.*

Obwohl dem Wortlaut nach nur Heilkunst, hat sich die wissenschaftliche Medicin immer die Aufgabe gestellt und stellen müssen, die einige Lehre vom Menschen zu enthalten. Seit den ältesten Zeiten, wo die Medicin allmählich von dem Volke an die Priester und von diesen an besondere Aerzte überging, ist in ihr eine Art von heiliger Tradition geblieben, daß sie die Summe alles Wissens vom Menschen darstellen müsse, und obwohl das Bedürfniß der Arbeitstheilung zu einer immer größeren Spaltung der ursprünglich einheitlichen Wissenschaft geführt hat, so sind doch die Einheitsbestrebungen niemals ganz unterdrückt gewesen.

Der einzelne Mensch entwickelt sich gemäß den räumlichen und zeitlichen Bedingungen, unter denen er lebt. Jeder ist ein Kind seiner Zeit, und wenn zuweilen einer darüber hinausdenkt, so sind doch seine Gedanken nur die Folgerungen aus den Prämissen, welche seine Zeit ihm darbietet. So auch in der Medicin. Ihre Träger, die Aerzte, standen in ihrer Zeit und ihre Systeme gestalteten sich gemäß den natürlichen, religiösen, wissenschaftlichen und philosophischen Anschauungen der Zeit. Die Geschichte der Medicin ist daher ein integrirender Bestandtheil der Culturgeschichte überhaupt, und sie kann nur im Zusammenhange mit der allgemeinen Geschichte der Menschheit verstanden werden.

Zu allen Zeiten sind der Entwickelung der Medicin hauptsächlich zwei Hindernisse entgegen getreten: die Autoritäten und die Systeme.

Autoritäten können angerufen werden für Beobachtungen oder für Gedanken, aber der bewußte Mensch erkennt sie nur da an, wo die Personen ihm Garantien ihrer Beobachtungs- und Denkfähigkeit bieten, und nur so lange, als die Kritik des von ihnen Beobachteten oder Gedachten keine Widersprüche mit den eigenen Beobachtungen oder Gedanken aufweist. Alle Autorität darf daher nur eine relative sein; sie darf die Beobachtung und das Urtheil leiten, aber nicht bestimmen.

In der Medicin ist die Autorität leider fast immer absolut gewesen. Wenn man bedenkt, daß fast ein Jahrtausend vergangen war, als Vesal, Paracelsus und van Helmont an der traditionellen Autorität Galen's zu rütteln begannen, so sollte man glauben, daß ein so trauriges Beispiel für alle Zeiten das Princip der Selbstbeobachtung in der Medicin befestigt haben müßte. Allein besonders die deutsche Medicin gerieth sofort wieder in ein verderbliches Schwanken zwischen den herrschenden Philosophien und einzelnen, gerade culminirenden Zweigen der Naturwissenschaft, und noch unser Jahrhundert hat den schnellen Umschlag von einer krassen naturphilosophischen Tendenz zu einer ebenso krassen chemischen erlebt. Sowohl die Philosophie, als die Chemie und die anderen Naturwissenschaften sind für die Medicin nicht bloß nicht gleichgültig, sondern sie sind die nothwendigen Grundlagen der

Untersuchung. Der Arzt muß aus ihnen Methode und positive Kenntnisse entnehmen, aber dann selbst Naturforscher sein und mit Kritik beobachten und denken. Seine Sinne und sein Denken müssen seine obersten Autoritäten sein.

Die Gefahr der Systeme liegt in dem Bilden von Gruppen, welche das Aehnliche umfassen sollen, welche aber nur zu häufig durch willkürliche Trennung das Aehnliche zerschneiden nnd das Unähnliche zusammenfügen. Je künstlicher das System, um so mehr verläuft sich der gesunde Menschenverstand in einen verderblichen Doctrinarismus. Dann kommt jeden Augenblick der Conflikt zwischen dem System und dem einzelnen Fall, und gewöhnlich wird der einzelne Fall dem System geopfert. Die Doctrin schafft willkürlich Gesetze und gestattet höchstens Ausnahmen, während die einfachste Logik ergiebt, daß Naturgesetze keine Ausnahmen, sondern nur verschiedene, nach den Bedingungen wechselnde Aeußerungen haben.

Das Nachtheilige der Systeme ist in dem Maaße stärker hervorgetreten, als die Ausdehnung der einzelnen Disciplinen eine Spaltnng der früher einigen, medicinischen Wissenschaft herbeiführte. Diese Spaltung war in dem Augenblicke offen gegeben, wo der Begriff der Krankheit im Gegensatze zur Gesundheit, die Physiologie im Gegensatze zur Pathologie ausgebildet wurde. Die Anschauung von der Krankheit wurde bald anthropomorphisch: man personificirte erst die Krankheit, dann die Krankheiten, stattete sie mit Eigenschaften aus, genug man kam endlich dahin, daß man sie als individuelle, dem Leben feindliche, parasitische Wesen betrachtete. In den Zeiten des Verfalls von Rom war man wenigstens darin consequent, indem man den Polynosismus mit dem Polytheismus verband und den einzelnen Krankheiten einzelne Gottheiten unterlegte. Die ontologischen Systeme der neueren Zeit sind die gefährlichsten, weil die am wenigsten logischen gewesen.

Die Doctrin hatte die Spaltung zwischen Physiologie und Pathologie geschaffen, und während wenigstens noch Haller den Satz aufstellte: pathologia physiologiam illustrat, so war man in der letzten Zeit dahin gekommen, denselben umzukehren und besondere Systeme der physiologischen Medicin zu versuchen. Damit war der Dualismus von Physiologie und Pathologie keineswegs aufgehoben, sondern nur vermittelt; der Begriff der Krankheit löste sich doch immer wieder von dem des gesunden Lebens ab, und die Vermittelung genügte keineswegs, um die Pathologie vor den neuen Gefahren des gröbsten Empirismus zu bewahren.

Es muß fortan unsere Aufgabe sein, nicht eine physiologische Pathologie, sondern eine pathologische Physiologie zu gründen. Die Pathologie muß in die Physiologie aufgehen, der Begriff der Krankheit von seiner exceptionellen und ontologischen Bedeutung befreit werden.

Hier ist ein lebendiger Mensch d. h. eine gewisse Menge einheitlich verbundener, wechselnder Substanz, an welcher eine Reihe von bestimmten Phänomenen als Ausdruck der einmal erregten, bestimmten Lebensbewegung vor sich geht. Diese Phänomene sind aber keineswegs constant, so daß zu derselben Zeit alle und in immer sich gleich bleibender Weise hervortreten; vielmehr zeigt sich bald eins, bald das andere in ungleicher Energie und mit verändertem Charakter. Fassen wir diese Phänomene zusammen und ordnen wir sie nach der Beobachtung, so gewinnen wir eine Reihe von Gesetzen, innerhalb welcher alle Lebensvorgänge begriffen sind. Diese Gesetze bestehen, so lange als die Lebensbewegung andauert; sie bestehen in derselben Weise und Zahl im gesunden, wie im kranken Körper; der ganze Unterschied liegt darin, daß ihre Manifestation verschieden ist. Dasselbe Naturgesetz manifestirt sich verschieden je nach den Bedingungen, unter denen es zur

Aeußerung kommt. Der Unterschied des gesunden von dem kranken Körper kann also auch nur in der Differenz der Bedingungen liegen, unter denen die Lebensgesetze zur Erscheinung gelangen, und wenn die Lebenserscheinungen auch noch so verändert erscheinen mögen, so sind doch niemals neue Gesetze, sondern immer nur neue Bedingungen zur Geltung gekommen.

Will man pathologische Systeme, so darf man, wie sich leicht begreift, nicht nosologische construiren, sondern nur ätiologische. Die Systeme der Krankheiten gehören in die Vergangenheit, die Systeme der Bedingungen sind die einzig möglichen, und die Forderung von Guérin, eine ätiologische Medicin zu errichten, ist eine vollkommen berechtigte.

Die Teleologie, obwohl sie auch pathologische Systeme geschaffen hat, ist in der Medicin niemals glücklich gewesen. Wenn man den Erfolg eines Vorganges als den Zweck desselben betrachtet, so ist man immer genöthigt, auf eine entferntere, bestimmende Ursache zu fahnden, welche in dem Vorgange selbst nicht anzutreffen ist. Nun ist es freilich möglich, für einzelne Vorgänge im kranken Körper teleologische Erklärungen zu finden, wie die Lehre vom Fieber, von der Eiterung zeigen, allein für die Krankheit überhaupt sucht man vergeblich. Die teleologischen Puristen haben sich deßhalb immer genöthigt gesehen, auf die Erbsünde zurückzugehen*), ohne aber jemals damit große Anerkennung zu finden. —

---

*) Schon Sylvius (Opera med. Amst. 1695. p. 397) sagt: Qui homini in sua integritate perseveranti futurus erat mundus omnibus modis utilis et commodus, is nunc ob ipsius peccatum maledictus, factus est eidem multis modis noxius et inutilis. Ex hac nunquam satis deplorata mundi maledictione pendet omnium morborum ortus et origo: quibuscum dum misere conflictatur homo, ad Creatorem suum precibus et supplicationibus flectendum recurrit, et nonnunquam secundum ineffabilem Ipsius misericordiam a suis liberatur infirmitatibus, sanitatique restituitur pristinae.

Wenn die Krankheit weiter nichts, als Leben unter veränderten Bedingungen ist, so bedeutet Heilen im Allgemeinen das Herstellen der gewöhnlichen, normalen Bedingungen des Lebens oder Herstellen der gewöhnlichen, normalen Vorgänge desselben.

Die Vernichtung der ontologischen Auffassung der Krankheiten ist auch eine Vernichtung der ontologischen Therapie, der Schule der Specifiker. Der Gegenstand der Therapie sind nicht Krankheiten, sondern Bedingungen; überall handelt es sich nur um das Wechseln der Lebensbedingungen.

Wäre die Biologie fertig, kennten wir die Lebensgesetze und die Bedingungen ihrer Manifestation genau, wüßten wir bestimmt die Folgen jedes Wechsels dieser Bedingungen, so würden wir eine rationelle Therapie haben und die Einheit der medicinischen Wissenschaft würde hergestellt sein.

Allein wir sind von einer solchen Kenntniß weit entfernt und der Dualismus zwischen Wissenschaft und Kunst ist für den Augenblick nicht zu lösen. Scientia et potentia humana in idem coincidunt, sagt Baco, aber das unvollkommene Wissen und das unvollkommene Können sind meistentheils ohne Zusammenhang.

In diesem Dilemma bleiben uns zwei Wege zur Einheit. Beide sind betreten, anfangs in oppositioneller, vollkommen dualistischer Weise. Die nächste Zeit hat die Aufgabe, sie zu vereinigen. Beide sind empirische, wie es sich für eine Naturwissenschaft nicht anders schickt. Allein der eine, der einfach empirische, hat das Ziel, direkt die Kunst, der andere, der experimentell-empirische, direkt die Wissenschaft und erst indirekt die Kunst fest zu begründen.

Der einfach-empirische ist der ursprüngliche, aus dem zuerst die Volks-, dann die Priester-, endlich die selbstständige Medicin hervorgegangen ist. Dieser Weg hat relativ wenig

Resultate geliefert, nicht weil er an sich falsch gewesen wäre, sondern weil er ohne Continuität, ohne Kritik, ohne Methode verfolgt worden ist. Fast immer hat er auf die Autorität oder das System geführt und ist zuletzt in elende Tradition ausgeartet.

Indem man von dem Grundirrthum ausging, daß Heilmittel für Krankheiten existiren müßten, so wollte man bald die ganze Krankheit mit Einem Mittel vernichten, bald wenigstens für einzelne Stadien derselben bestimmte Mittel haben. Nur die besseren Aerzte aller Zeiten haben eingesehen, daß für ähnliche Zustände der verschiedensten Krankheiten dieselben, für verschiedene Zustände derselben Krankheit verschiedene Mittel gehören. Nicht die Krankheit ist das Bestimmende, sondern die Bedingungen. Es handelt sich darum, zu wissen, unter welchen Bedingungen ein bestimmtes Mittel bestimmte Veränderungen der Lebensvorgänge hervorruft, unter welchen Bedingungen also in einer bestimmten Krankheit ein bestimmtes Mittel zu wählen ist.

Diese Aufgabe verfolgt im Grunde auch der experimentell-empirische Weg, nur führt er auf eine andere Weise zu ihrer Lösung. Während dort die traditionellen Mittel dem kranken Körper ohne Weiteres zugeführt werden, so bestrebt man sich hier, durch Versuche am gesunden Körper die „physiologische" Arzneiwirkung kennen zu lernen, um dann nach einem neuen Schluße die Anwendung auf den kranken Körper zu machen.

So anerkennenswerth dieser Weg ist, so unfruchtbar mußte er bis jetzt bleiben. Praktisch dreht es sich ja eben um die pathologische Wirkung: für das Heilen ist es meist gleichgültig zu wissen, welche Veränderungen ein bestimmtes Mittel unter sonst normalen Lebensbedingungen an den Lebensvorgängen hervorruft; das Bedürfniß ist vielmehr, zu wissen, welche Veränderungen im Körper es unter veränderten Lebensbedingungen setzt. Diese Erkenntniß ist empirisch sehr wohl zu erlangen. Hat man die ernsthafte Absicht darauf, so werden beide Wege der Forschung zu verfolgen sein; es wird sich dann aber der einfach empirische von dem experimentell-empirischen nur darin unterscheiden, daß jener sich an die Tradition, dieser an die Speculation anschließt und daß jener daher mehr für den kranken Menschen, dieser mehr für das kranke Thier Anwendung finden wird.

Die Krankheit.

Omnium morborum sedes ante oculos ponere, onus est, non nisi divino ingenio exatlandum; gravem sane subiit provinciam, qui morbos, paene intellectus aciem fugientes, oculis prospiciendos tradidit. Decent haec conamina Anatomicorum principem: nulla enim est scientia, quae non ex praeexistente cognitione oritur, nullaque certa et plene cognita notitia, quae non ex sensu originem duxit. *Harvey* ad *Riolanum*.

Jahrtausende hindurch hat man die Krankheit ontologisch als etwas für sich Bestehendes und in sich Begründetes aufgefaßt, und demgemäß den dualistischen Gegensatz von Gesundheit und Krankheit anerkannt. Je schärfer sich derselbe ausbildete, um so mehr trat aber das Bedürfniß hervor, wenigstens der Krankheit ein einheitliches Princip unterzulegen und dieses an bestimmte Theile des Körpers zu fixiren. Daraus ist sehr früh ein Streit hervorgegangen, der alle Systeme überdauert hat und der noch in diesem Augenblick so frisch dasteht, als ob er eben erst begonnen hätte. Es ist der Kampf der Humoral- und Solidarpathologie.

Die Humoralpathologie hat immer die Tendenz zum Mechanischen, die Solidarpathologie zum Dynamischen gehabt: an jene reihen sich die meisten chemischen, physikalischen, naturwissenschaftlichen Schulen, an diese die vitalistischen, animistischen und rein mystischen. Die Humoralpathologie ist daher immer präciser, exakter gewesen und der ungeheure Erfolg, den sie in den Geistern der Aerzte davon getragen hat, ist in ihrer wirklich mehr logischen Methode begründet.

In der antiken Medicin, welche den Gegensatz von Physiologie und Pathologie weniger kannte, beschränkten sich diese Systeme nicht auf die Krankheit allein, sondern das gesammte Leben mit seinen individuellen Eigenthümlichkeiten (Temperamenten ꝛc.) wurde in denselben untergebracht. Die modernen Schulen haben das gesunde Leben mehr und mehr bei Seite gelassen, und wie die Streitfrage gegenwärtig in der Aufstellung von Hämatopathologie und Neuropathologie ungleich schärfer gesondert liegt, so bezieht sie sich nur auf die Krankheit selbst.

Dieser Kampf ist demnach der Ausdruck des Einheitsbestrebens der von der Biologie abgelösten Medicin: das dualistische Bewußtsein der emancipirten Pathologen suchte in sich zu einer unitarischen Gestaltung, zu einem festen Princip zu gelangen. Damit ist aber auch das Urtheil des gesammten Humorismus und Solidismus aller Schulen und Zeiten gesprochen: es sind Bestrebungen einer unberechtigten Fraktion, sich zu einem einheitlichen Körper zu gestalten und in dieser Form ihre Sonderexistenz mit dem Scheine des natürlichen Rechts zu umgeben.

Man hatte den Begriff der Krankheit mehr oder weniger personificirt, allein es blieb ein Schattenbild, ein gestaltloses Wesen, so lange man nicht die concrete Form der wirklichen Erscheinung nachweisen konnte. Was ist die concrete Krankheit? wo ist sie? welches sind ihre Eigenschaften, ihre Erscheinungsweisen, ihre „Zeichen“?

Der Humorismus fand die concrete Krankheit, das Krankheitsindividuum in den flüssigen, der Solidismus in den festen Theilen des Körpers. Da hatte sie ihren Sitz (sedes). Und so erwuchs unwillkürlich in dem einheitlichen Körper ein neuer Dualismus: hie Leben, da Krankheit — hie Welf, da Waibling! Das Leben (die Lebenskraft, die vis medicatrix naturae, der archaeus, die anima) und die Krankheit führten von ihren beiderseitigen Sitzen im Körper Krieg gegen einander. Das Resultat desselben war für die Krankheit immer ungünstig, denn ihr Sieg war ein Selbstmord; mit dem Leben starb auch die Krankheit.

Dieser Widerspruch hätte genügen müssen, um das Unlogische der Auffassung klar hinzulegen. Manche Schulen fühlten dieß und indem sie die Krankheit selbst als den Kampf darstellten, nahmen sie das Leben und die äußeren Dingen (das Kosmische, Planetarische, Tellurische, Anorganische) als die kämpfenden Parteien. Wären sie einen Schritt weiter gegangen, so würde unschwer zu erkennen gewesen sein, daß die Krankheit das Leben selbst ist, welches wegen des Wechsels der äußeren Dinge, unter veränderten Bedingungen, in anderer Form zur Erscheinung kommt, daß hier nirgend ein Kampf ist, sondern nur ein Ablauf gesetzmäßiger, ausnahmeloser Vorgänge und daß der immanente Grund dieser Vorgänge, die Lebensgesetze fort und fort dieselben bleiben.

Die Krankheit hat keine andere Einheit, als die Gesundheit, als das Leben überhaupt. Setzt man die Krankheit in die Flüssigkeiten, die Säfte (humores) oder das Blut, so muß man auch das Leben in das Blut setzen. Sucht man sie in den festen Theilen, in den Nerven, den Muskeln oder den Geweben überhaupt, so muß man auch das Leben in diesen suchen.

Zuweilen ist man darin consequent gewesen. Der mosaische Satz: „des Leibes Leben ist in seinem Blut, so lange es lebt“

ist ein eben so folgerichtiger Ausdruck des Humorismus, als die Identificirung der an das Gehirn gebundenen Seele und des Lebens in dem neuropathologischen Solidismus der Neueren eine wenn auch einseitige, so doch logisch durchgeführte Anschauung darstellt. Gewiß, wenn man einmal die Frage aufwirft, ob die Krankheit humoral oder solidar ist, — und diese Frage steht seit Jahrtausenden aufgeworfen da und muß daher aufgenommen werden, — so kann man an eine vernünftige Erledigung derselben nur dann denken, wenn man sie dahin erweitert, ob das Leben humoral oder solidar ist.

So lange, als diese Frage bloß vom Standpunkte der Pathologie behandelt wurde, war es natürlich, daß man seine Betrachtungen bloß auf den Menschen und die ihm zunächst stehenden Thierklassen beschränkte. Sobald man sich auf das Gebiet der Biologie begiebt, sobald man das ganze Reich des Lebendigen umfaßt, so findet sich sehr bald, daß die Frage gar nicht gestellt werden kann. Die einfacheren Formen des Lebens, wie sie in den niederen Thieren und den Pflanzen vorliegen, zeigen sofort, daß das Leben und die Krankheit nicht an einen bestimmten Aggregatzustand der Stoffe gebunden sind und daß sowohl feste als flüssige Theile den Gesetzen des Lebens und der Krankheit zur Manifestation (zum Sitze) dienen können. Es giebt lebende Individuen ohne Nerven und ohne Blut, aber kein einziges, welches nicht zugleich feste und flüssige Theile enthielte und dessen Sein nicht an die Coexistenz fester und flüssiger Theile, an die Wechselbeziehung zwischen beiden gebunden wäre.

Die höheren Thiere und vor allem der Mensch in ihrer feineren und complicirteren Organisation, dem endlichen Resultate der Bildung, Aus- und Umbildung fortgehender Reihen von Zellen, — diejenigen lebenden Wesen also, welche nicht mehr einfache Zellen, auch nicht mehr bloße Haufen einheitlich verbundener Zellen, sondern die äußersten Differenzirungen der Zellen zu specifischen Geweben der allermannichfaltigsten Art darstellen, — dürfen deßwegen doch nicht bei so allgemeinen Begriffen, wie Leben und Krankheit, im Gegensatze zu den niederen Thieren und Pflanzen aufgefaßt werden. Wenn auch das Blut und die Nerven mit ihren so außerordentlich veränderlichen Eigenschaften als neue Bestandtheile des Körpers auftreten, wenn auch die Lebenserscheinungen dadurch auf's Eigenthümlichste bestimmt und geleitet werden, so giebt es doch immer noch etwas Höheres und Allgemeineres, welches die Nerven und das Blut selbst wiederum bestimmt, welches vor der Differenzirung der zelligen Gewebssubstanz zu Blut und Nerv schon vorhanden ist, ja welches schon an dem formlosen Blastem thätig ist. Es ist der spiritus rector, die anima structrix et vegetativa, der archaeus, — es ist die erregte, mitgetheilte Bewegung des Lebens.

Woher stammt diese Bewegung? wo ist ihr Sitz? was ist ihr Träger?

Wir wissen heut zu Tage, von wannen der Wind stammt und wohin er geht, aber wir wissen nicht, von wannen die allgemeine Strömung des Lebens stammt und wohin sie geht. Der Wind erhebt sich und er legt sich wieder; ein neuer Wind springt auf und er geht vorüber, — aber es ist immer dieselbe Luft, welche bald hierhin, bald dorthin strömt. So ist es mit dem Leben nicht. Nirgends sehen wir die Spontaneität, nirgends die in örtlichen Bedingungen begründete Ursprünglichkeit des Lebens. Eine lange Kette von Bewegungserscheinungen, ohne Unterbrechung, ohne wirkliche Ruhe, geht an unseren Sinnen vorüber, aber es ist nicht dieselbe Substanz, an welcher diese unendliche Bewegung fortläuft. Ein Theil nach dem andern stirbt ab, tritt aus der Bewegung aus und neue Partikeln aus der Luft, dem Wasser, der Erde werden in den großen Wirbel hineingezogen. Von dem Augenblick an, wo zur Zeit der anthropogenen Erdrevolution die Gesammtbewegung zum Theil in die Lebensbewegung umschlug, ein Wogen ohne Ende!

Der Mensch ist einmal da, und wenn der forschende Geist, der sich selbst zu begreifen strebt, auch mit unermüdlicher Rast weit über die Zeiten der geschriebenen Historie, über die Dunkel der Tradition und des Mythos hinaus bis in jene vormenschlichen Perioden der Geschichte zu dringen vermag, wo die jetzt feste Erdrinde ein feuriger Nebel war, so bleibt sein eigener Leib ihm doch immer die einzige Quelle der Erkenntniß. Der Mensch ist gegeben und unsere Forschung hat nur die Entwickelung und Veränderung unseres eigenen Seins zu ergründen.

Das Leben pflanzt sich von Mensch zu Mensch mit allen seinen Eigenthümlichkeiten und Besonderheiten fort. Die Philosophie hat mit einer besonderen Genugthuung dabei verweilt, wie der Dualismus der Geschlechter in der unitarischen Zeugung, dieser höchsten und wunderbarsten Offenbarung des Lebens, seine Lösung findet. Die Naturwissenschaft könnte diese Formel noch bestimmter aussprechen, indem sie an die Stelle der beiden Geschlechter zwei Zellen setzte: die Eizelle und die Spermatozoidenzelle. Allein es bleibt ein Spiel mit Formeln; wir brauchen eine einfache Anschauung von dem Zeugungsakt.

In den geschlossenen Hohlräumen des Eierstockes entstehen aus formlosem, flüssigem Blastem Zellen, unter denen einzelne, die Eizellen, eine höhere Entwickelung erlangen und nach der Berstung der Wand der Hohlräume in die Tuben aufgenommen werden. Diese Eizellen entstehen aus einem Blastem, welches aus dem Blut der Mutter stammt; sie bilden sich in einem mit Nerven versehenen Organ der Mutter. Fehlte das Blut oder die Nerven, so würden sie sich nicht bilden, und doch sind weder Blut, noch Nerven an sich das Bestimmende der Bildung, sondern das allgemeine Gesetz, jene immanente Bewegung des Mutterkörpers, welche auch bei blut- und nervenlosen Thieren und Pflanzen die Zellenbildung erregt. Blut und Nerven sind also nur Bedingungen, unter denen das allgemeine Gesetz an diesem bestimmten Punkte zur Aeußerung kommen kann, insofern ohne sie die Ernährungsvorgänge, durch welche das Blastem, das Bildungsmaterial herbeigeschafft wird, unmöglich wären.

Die Eizelle bildet demnach nur den Ausgang einer Reihe von Vorgängen, welche durch die ursprüngliche Erregung der Lebensbewegung an dem Mutterkörper eingeleitet sind, und den Anfang einer neuen Reihe von Vorgängen, durch welche die Erregung des Mutterkörpers auf das Kind geleitet wird. Das Ei ist eine Zelle, ans welcher Blut und Nerven und aller übrige Zubehör des menschlichen Körpers hervorgehen können, welche aber selbst von Blut oder Nerven noch keine Spur enthält; eine Zelle, welche aus sich, in sich einen neuen menschlichen Körper gestalten kann mit allen möglichen Besonderheiten, welche dem mütterlichen Körper eigenthümlich waren, geistigen wie leiblichen.

Aber das Ei für sich ist nur die Möglichkeit eines Menschen. —

In den offenen Kanälen des Testikels gestalten sich gleichfalls aus formlosem, flüssigem Blastem Zellen, unter denen einzelne durch innere Umwandlung sich umgestalten, und während sie sich ablösen und in den Kanälen fortbewegt werden, endogen eine Reihe flimmernder Körper, die Spermatozoiden erstehen lassen. Nach einiger Zeit gehen die Zellen zu Grunde und die Spermatozoiden flimmern nun frei in einer formlosen, gerinnfähigen Flüssigkeit.

Diese so gemischte Flüssigkeit, obwohl unter dem Einfluß

von Nervenströmungen aus Bestandtheilen des Bluts durch eine Reihe von Metamorphosen hervorgegangen, enthält doch an sich weder Blut, noch Nerven, aber sie ist der Träger von Eigenschaften, welche eine Uebertragung besonderer Lebensvorgänge vom Vater auf das Kind vermitteln.

Wenn sich innerhalb der Tuben oder in ihrer Nähe diese Flüssigkeit und die Eizelle begegnen, so geschieht die Befruchtung. Die Eizelle, welche, obwohl von dem Mutterkörper mit einer bestimmten Erregung versehen, doch, sich selbst überlassen, gestorben und zerfallen sein würde, erfährt durch den Contakt mit der Spermatozoiden-Flüssigkeit eine neue (zweite) Erregung, durch welche sie nicht bloß zur selbstständigen Fortentwickelung, zum Sonderleben geschickt gemacht, sondern durch welche ihr auch eine Reihe von besonderen Eigenthümlichkeiten des väterlichen Körpers mitgetheilt wird. —

Der Mutterkörper bildet demnach eine Eizelle nach dem allgemeinen, ihm immanenten Lebensgesetz. Diese verläßt nach einiger Zeit ihren Entstehungsort und individualisirt sich, allein die Intensität der Erregung, welche von dem Mutterkörper durch das Blastem auf die Eizelle überging, ist nicht groß genug, um mehr zu bewirken, als die Ausbildung der einfachen Eizelle, welche morphologisch, aber nicht physiologisch den einzelligen Thieren gleich steht.

Erst der Contakt mit der Spermatozoiden-Flüssigkeit bedingt an dem Inhalte dieser individualisirten Zelle jenen inneren, vormorphologischen Akt der chemischen Vorbereitung, der Katalyse, durch welchen die weitere endogene Zellenbildung, die Erhaltung nnd Entwickelung der Zelle möglich wird. Die Erregung von dem Mutterkörper aus genügte nur, um ein Gebilde zu schaffen, an welchem die zweite, dauernde Erregung von dem väterlichen Körper aus geschehen kann, und es ist folglich bei der Conception eigentlich kein directes Verhältniß zwischen Mann und Weib, sondern vielmehr eines zwischen dem Vater und einer von der Mutter abgelösten, individuell (instar filii emancipati. Harvey) gewordenen Zelle.

Die Spermatozoiden-Flüssigkeit hat eine erregende Eigenschaft, mächtig genug, um die innere Entwickelung der einfachen Zelle zu einem vollkommenen, denkenden Menschen zu bestimmen; sie ist der Mittler und Träger einer wirklichen Lebensbewegung. Darum ist es aber keineswegs gerechtfertigt, ihr einen besonderen spiritus rector, eine aura seminalis zuzuschreiben; die Annahme einer inneren, katalytischen Bewegung ist das Einzige, was sich bis jetzt begründen läßt. —

Nun entwickelt sich die Eizelle weiter, aber nicht bloß nach dem abstracten Lebensgesetz, sondern so, daß dem in ihr heranwachsenden Menschen besondere geistige oder leibliche Eigenthümlichkeiten des Vaters oder der Mutter oder Beider anentwickelt werden. Die Uebertragung dieser concreten Eigenschaften ist theoretisch von der Uebertragung der allgemeinen, gleichsam abstrakten Lebenseigenschaften zu unterscheiden.

Sind aber darum zwei gleichzeitige Arten von innerer Bewegung an der Eizelle und der Spermatozoiden-Flüssigkeit anzunehmen? eine allgemeine, vitale und eine besondere, specifische, individuelle?

Wir meinen nicht, weil wir uns zwei gleichzeitige und doch verschiedene Arten von innerer Bewegung an derselben Substanz nicht vorzustellen vermögen. Es sind nur zwei Möglichkeiten: entweder wird die allgemeine, vitale Bewegung durch gewisse Eigenschaften des Vaters oder der Mutter quantitativ verändert, so daß, obwohl das Bewegungsgesetz dasselbe bleibt, doch die Bewegungsphänomene wesentlich verändert werden, oder die Substanz, an welcher die allgemeine, vitale Bewegung zu Stande kommt, ist nicht immer von gleicher Zusammensetzung und erleidet unter der Einwirkung gewisser Eigenschaften des Vater- oder Mutterkörpers primär schon Veränderungen, so daß dieselbe Art der inneren Bewegung bei Verschiedenartigkeit des bewegten Materials zu einer verschiedenen Aeußerung gelangt.

Diese Möglichkeiten lassen sich für den Augenblick noch nicht bestimmt entscheiden. Trotzdem ergiebt schon jetzt die Analyse der Zeugungs-Phänomene zwei sehr wichtige Erfahrungen:

1) Auf eine erregungsfähige Substanz kann nicht bloß die allgemeine, vitale Bewegung, sondern auch eine bestimmte Richtung derselben übertragen werden.
2) Unter gewissen Verhältnissen kann eine solche, schon einmal erregte Substanz durch die katalytische Einwirkung eines neuen Erregers von Neuem in ähnlicher Weise in innere Bewegung gesetzt werden.

Dabei darf nicht übersehen werden, daß die Dauer der erregten Bewegung nicht an die Anwesenheit des Erregers gebunden ist, daß vielmehr eine beliebig lange dauernde Nachwirkung stattfinden kann. Die unmittelbare, katalytische Einwirkung der Spermatozoiden-Flüssigkeit auf die Eizelle dauert vielleicht nur einen Moment, die Nachwirkung kann hundert Jahre anhalten. —

In diesen Sätzen, welche sich aus einer einfachen, logischen Betrachtung der Zeugungsphänomene ergeben, sind die wichtigsten Thatsachen der Biologie und der Pathologie angedeutet. Das, wodurch das Leben des Einzelnen seine Eigenthümlichkeit, die Besonderheit seines Erscheinens erlangt, das eigentlich individuelle Lebensgesetz ist darin begründet. An einem anderen Orte habe ich letzteres als das Gesetz von der immanenten, gleichartigen Bewegung ohne Ende bezeichnet.

Seit den ältesten Zeiten hat man an diesem Gesetz herumstudirt und dafür eine Reihe von Kräften eingesetzt, welche die Lücken der Anschauung ausfüllen sollten. Allein alle diese ontologischen Kräfte, von dem ἐνορμῶν (impetum faciens) der Hippokratiker an bis auf die Lebenskraft der modernen Schulen haben die Anschauung leer gelassen. Dagegen haben die Analogien, welche die Natur uns in den Vorgängen der Gährung und Fäulniß bietet, zu allen Zeiten die größte Aufmerksamkeit erregt und durch die bestimmten Vorstellungen, welche sie gewähren, in der That fördernd eingewirkt. Nichtsdestoweniger darf man nicht vergessen, daß Beides nur Analogien sind, daß die Fäulniß ein einfacher Zerstörungsproceß der organischen Substanz, die Gährung ein aus Leben (Pilzvegetation) und einfachen katalytischen Vorgängen zusammengesetzter, also keineswegs einfacher Vorgang ist. Fäulniß ist der gerade Gegensatz von Leben und Zeugung; Gährung ist zum Theil selbst Leben und Zeugung (Sporenbildung), zum Theil ein katalytischer Proceß, der durch Zellen (Pilze) angeregt wird, während bei der Zeugung gerade umgekehrt die Katalyse des Zelleninhalts durch den Contakt der Spermatozoiden-Flüssigkeit bedingt wird. Man kann daher weder die Gährung, noch die Fäulniß als maaßgebend für die Anschauung der vital-katalytischen Vorgänge auffassen. —

Ist nun die Katalyse des Inhalts der Eizelle einmal eingeleitet, so beginnt an der individualisirten Eizelle das selbstständige Leben mit den eigenthümlichen Richtungen, welche vom väterlichen oder mütterlichen Körper übertragen sind: die erblichen Richtungen. Diese sind vor den Geweben da, welche sich in der Eizelle bilden, denn sie bestimmen schon die Anlage der Gewebe selbst: Blut und Nerven werden schon im Bildungsmoment davon getroffen. Sie beziehen sich ebensowohl auf die Physiologie, als die Pathologie, auf Thiere so gut, wie auf Pflanzen. Die Bastardbildungen zeigen am besten, daß es sich hier um ein allgemeines Gesetz der thierischen Natur handelt, und daß daran weder etwas Humorales, noch etwas Solidares ist.

Hat man es mit höheren Thieren zu thun, bei denen Blut und Nervensystem ausgebildet vorhanden sind, so ist es freilich schwer, den positiven Nachweis zu liefern, daß das Blut oder das Nervensystem nicht der Träger der bestimmenden Lebensrichtungen wird, daß also dasjenige, was vorher durchaus allgemein vorhanden war, jetzt fixirt wird, einen bestimmten Sitz erhält. Gesetzt selbst, es stellte sich dieß als richtig heraus, so bliebe doch die erregte, katalytische Bewegung immer noch als etwas Höheres und Allgemeineres hinter Blut und Nerv stehen. In den meisten Fällen concurriren bei den Vorgängen an den entwickelten höheren Thieren allerdings Blut und Nerv immer gleichzeitig, sie sind nothwendig zur Vollendung der Phänomene, allein man kann nicht sagen, daß sie das Bestimmende wären, und da wir an den blut- und nervenlosen Wesen die genauesten Anhaltspunkte haben, so ist es durchaus unlogisch, so lange, als nicht exakte Thatsachen gegen die Identität der Vorgänge sprechen, die Anschauung unnöthigerweise zu compliciren.

Nehmen wir einige Beispiele:

Da ist eine Familie von Riesen. Die Länge des Körpers beruht hauptsächlich auf der Länge der Knochen, diese wiederum auf der Zahl von endogenen Zellen, welche sich, ganz nach Art der Pflanzenzellen an dem wachsenden Baum, in dem ossificirenden Knorpel bilden. Die Zahl von neu entstehenden endogenen Zellen steht in einem geraden Verhältniß zu der Menge und Beschaffenheit des Blastems, welches aus den Blutgefäßen an die ursprünglichen, embryonal angelegten Knorpelzellen abgegeben wird. Der Austritt dieses Blastems aus den Blutgefäßen hängt zunächst von dem Zustande des Bluts und der Gefäß-Wandungen, sodann aber auch von den vorhandenen Nervenströmungen ab. Was bestimmt nun, daß zu einer bestimmten Zeit des Lebens, in einem gewissen Alter des Individuums ein bestimmter Theil des Gefäßapparates eine bestimmte Menge eines bestimmt zusammengesetzten Blastems an die Knorpelzellen abgiebt? Liegt es im Blut oder in den Nerven, daß einer ein Riese wird, wie es sein Vater gewesen? Zunächst liegt es gewiß in beiden, weiterhin aber ebenso gewiß in keinem von beiden.

Denkt man an die bekannte Familie der Stachelschwein-Menschen, bei denen sich mehrere Generationen hindurch an gewissen Stellen der Haut die Epidermiszellen reichlicher anhäuften und endlich zu Stacheln erhoben, so kann man ganz analoge Betrachtungen anstellen.

Noch auffallender zeigt sich das erbliche Verhältniß bei den Familien der Bluter. Ohne besondere Veranlassung oder bei ganz geringen Beschädigungen, Quetschungen, Ausziehen von Zähnen 2c. bersten bei diesen Menschen an manchen Stellen die Blutgefäße und es entstehen die gefährlichsten, erschöpfenden Blutungen unter Verhältnissen, welche bei der übergroßen Mehrzahl der Menschen gar keine Folgen gehabt haben würden. Den Grund dieses eigenthümlichen, höchst traurigen Privilegs hat man im Blut, in den Blutgefäß-Membranen, in den Nerven gesucht, aber die einzelnen Angaben entbehren noch immer des thatsächlichen Nachweises. Sollte man aber wirklich etwas finden, was als eine constante und den Blutern eigenthümliche Veränderung eines jener Gewebe betrachtet werden darf, wie ist es möglich, die Uebertragung der Hämorrhaphilie vom Vater auf das Kind, welche doch offenbar durch die Spermatozoiden-Flüssigkeit geschah, auf humorale oder solidare Grundlagen zurückzuführen, für die man doch immer noch wieder höhere Principien aufsuchen müßte?

Die Geschichte aller erblichen Krankheiten, die ganze Doctrin von der Erblichkeit läßt sich in dieser Weise durchgehen. Die

Familien mit überzähligen Gliedern, mit gefärbter Haut, mit Tuberkulose, mit Geisteskrankheiten gewähren uns die mannichfaltigsten Beispiele von der Uebertragung der Richtung der Lebensvorgänge beim Zeugungsakt, und alle diese sind fern davon, humorale oder solidare Erklärungen zuzulassen.

Was wir bisher nur an dem Ei betrachtet haben, das kann mehr oder weniger auch an dem entwickelten Körper, an dem erwachsenen Menschen zu Stande kommen. Auch hier wird nicht selten die Richtung der Lebensvorgänge durch die katalytische Einwirkung eines Erregers bestimmt und in neue Bahnen gelenkt. Dieß giebt die erworbenen Richtungen.

Die erblichen und erworbenen Richtungen, soweit sie krankhafte sind, zusammengenommen, geben den sogenannten Constitutionalismus der Krankheiten. Eine Krankheit wird constitutionell, wenn die Richtung der Lebensvorgänge längere Zeit hindurch von der gewöhnlichen, normalen abweicht, so daß man nicht eine bloß örtliche Veränderung der Bedingungen annehmen darf, sondern auf eine allgemeine, dem ganzen Organismus inhärente Veränderung hingewiesen wird.

Diese anomale, constitutionelle Richtung der vitalen Bewegung, diese besondere, permanente Erscheinungsform der Lebensvorgänge kann weder exclusiv humoral, noch exclusiv solidar sein; sie ist gewöhnlich humoral und solidar zugleich, aber die Frage nach dem primum movens der Richtung führt über die Aggregatzustände der Theile bis auf die katalytischen Erreger zurück.

Die Humoralpathologie hat den Constitutionalismus natürlich in den Flüssigkeiten gesucht. Daraus ist der Begriff der Dyskrasien, die vulgäre Anschauung von der Verderbniß der Säfte hervorgegangen.

Nach langer Zeit beginnt jetzt die Kraseologie zu realen Basen zu gelangen. Nachdem die uralte Lehre von bloß quantitativen Abweichungen in der Mischung der Cardinalsäfte, welche sich in den medicinischen Anschauungen aller antiken Culturvölker findet und in der Schule der Asklepiaden ihre höchste Entwickelung erreichte, allmählich aufgegeben war, hatte die spätere Annahme von qualitativen Veränderungen der Säfte, welche seit Athenäus von Atalea ausgebildet wurde und welche am entschiedensten in der Theorie der putriden Affektionen hervortrat, immer mehr Platz gegriffen und die Experimente der französischen Aerzte mit Einbringung von Stoffen in die Gefäße lebender Thiere haben ihr endlich vor drei Decennien positive Grundlagen gegeben. Nichtsdestoweniger wurden diese Experimente sehr bald vergessen oder doch in den Hintergrund gedrängt durch die chemischen Blutanalysen. Diese befestigten von Neuem die Anschauung von bloß quantitativen Veränderungen in der Mischung des Blutes und nur die mikroskopische Untersuchung schien dazu einzelne qualitative Veränderungen, welche durch die Anwesenheit fremdartiger Zellen im Blut ausgesprochen seien, hinzuzufügen.

Wenn nun diese letzteren Angaben, welche auf einer durchaus ontologischen Auffassung der im Blut vorkommenden Zellen beruhen, auch nicht in der Ausdehnung zu acceptiren sind, wie man sie hingestellt hat, so kann man doch gegenwärtig mit Sicherheit zwei Arten von Veränderungen im Blute annehmen:

1) Quantitative Veränderungen der Mischung, bedingt durch Störungen in der Gewebsbildung des Blutes (in der Hämatin- und Faserstoffbildung) oder durch direkte Abweichungen in der Zufuhr oder Ausfuhr einzelner homologer Blutbestandtheile;
2) qualitative Veränderungen der Mischung, bedingt durch Aufnahme heterologer, chemischer oder morphologischer Stoffe in die Cirkulation.

Betrachtet man diese wirklich dyskrasischen Veränderungen

in Rücksicht auf die Entstehung von Krankheiten, so findet sich, daß die Zustände der ersten Klasse stets als Folgen anderer krankhafter Vorgänge, also consecutiv auftreten, und daß sie, wenn auch als humorale Grundlagen verschiedener abnormer Erscheinungen, so doch niemals als das primäre Leiden, welches den ganzen sichtbaren (symptomatischen) Krankheitsproceß erst erregt, aufgefaßt werden dürfen.

Anders verhält es sich mit der zweiten Klasse. Hier haben wir bestimmte Anhaltspunkte, welche zeigen, daß bestimmte Stoffe, in die Blutmasse aufgenommen, eine katalytische Erregung setzen, welche als die Grundlage der späteren Vorgänge gelten muß; hier ist also wirklich eine primäre Dyskrasie.

Nichtsdestoweniger ist die gangbare Doctrin in mehrfacher Beziehung falsch.

Wenn ein heterologer Stoff in die Blutmasse aufgenommen wird, so ist diese immer nur das Vehikel, vermittelst welches er durch den Körper verbreitet wird. Wären keine Nerven da, so würde diese Verbreitung vielleicht gar keine Folgen haben; Blut und Nerven sind also beide nothwendig. Nun sehen wir aber nachher Erscheinungen hervortreten, welche viel allgemeiner sind, als daß die Betheiligung von Blut und Nerven zu ihrer Erklärung genügte; wir sind vielmehr genöthigt, nicht selten eine eben so allgemeine Erregung zu statuiren, wie wir sie bei der Einwirkung der Spermatozoiden-Flüssigkeit auf das Ei wahrnahmen.

Solche Erreger sind die meisten der unter der Bezeichnung von Miasmen und Contagien zusammengefaßten Stoffe. Die Hundswuth, die Pocken, der Rotz, die Syphilis, die eigentlichen Vergiftungen der thierischen Oekonomie durch Aufnahme faulender Substanz zeugen dafür. In allen diesen Krankheiten werden die krankhaften Phänomene durch die Einbringung bestimmter, zunächst in die Säfte gerathender Stoffe hervorgerufen. Manche der letzteren wirken so vorwaltend auf die Vorgänge am Nervenapparat, daß man sie solidistisch aufzufassen geneigt wird z. B. die Hundswuth; andere scheinen weit mehr für humorale Auffassung zu passen z. B. die Syphilis, der Rotz. Dennoch kann man nicht sagen, daß dort das Blut, hier die Nerven frei wären, denn dort kann das Blut zu einer neuen Ansteckung dienen, hier erfolgt eine Menge localer Störungen der Ernährungsvorgänge, welche ohne Theilnahme des Nervenapparats unmöglich wären. Der Streit, ob der eigentliche Sitz der Krankheit im Blute oder in den Nerven sei, ist gerade so müßig, wie etwa die Discussion darüber, ob bei einem Betrunkenen das Gehirn oder das Blut das wesentlich Veränderte sei. Ueberall, wo wirkliche Stoffe als katalytische Erreger in dem Körper auftreten sollen, müssen sie zunächst in die cirkulirenden Flüssigkeiten gelangen und mit diesen zu den verschiedenen Theilen, namentlich zu den Centralapparaten des Nervensystems geleitet werden. Je nach der Intensität ihrer inneren Bewegung wird auch die Erregung mehr oder weniger heftig sein: sie kann bald vorübergehen oder sehr lange andauern. Im letzteren Falle ist es unzweifelhaft, daß die gesammten Lebensvorgänge, leibliche wie geistige, dadurch eine bestimmte, abweichende Richtung erlangen können, gerade wie es bei der Einwirkung der Spermatozoiden-Flüssigkeit auf das Ei der Fall ist.

Dabei darf man nicht übersehen, daß, wie namentlich die Syphilis zeigt, die Nachwirkung gleichfalls beliebig lange statthaben kann. Der ursprünglich erregende Stoff ist vielleicht längst aus dem Blute verschwunden, ja es ist vielleicht im Blute überhaupt keine charakteristische Veränderung aufzufinden, und doch bleibt die Richtung der Lebensvorgänge immer fast unverändert. Die Blutmischung ist dann keineswegs constant, die Dyskrasie eigentlich ganz vorübergehend.

Die Dauer der Nachwirkung muß natürlich in einem gewissen geraden Verhältniße zu der Intensität der inneren Bewegung des Erregers gedacht werden, nicht zu der Menge desselben, denn zwischen der inneren Bewegung und der Menge (dem Volumen) der verschiedenen Erreger findet offenbar kein bestimmtes Verhältniß statt. Vielmehr kann ein Minimum eines sehr energischen Erregers sehr dauernde und große Wirkungen haben, indem sich die ursprüngliche katalytische Bewegung immer weiter propagirt.

Dieß ist eine der Thatsachen, welche die Möglichkeit der sogenannten homöopathischen Wirkungen anschaulich machen.

Damit soll indeß nicht gesagt werden, daß die Homöopathie irgend eine wissenschaftliche Berechtigung habe. Nicht jeder Stoff hat katalytische Wirkungen, am wenigsten, wie es scheint, die reinen und einfachen chemischen Körper, am meisten die in chemischer Umsetzung begriffenen, sehr complicirten Verbindungen der organisch-chemischen Substanzen. Ganz widersinnig aber ist der Glaube, daß von einer bestimmten Substanz eine geringe Menge mehr wirken soll, als eine große Quantität derselben Substanz.

Wenn demnach allerdings primäre Dyskrasien, qualitative Veränderungen des Bluts durch Einbringung heterologer Substanz in dasselbe anerkannt werden müssen, ohne daß damit freilich die Permanenz der Dyskrasie während des ganzen Krankheitsverlaufs ausgedrückt werden soll, so fragt es sich weiter um das Verhältniß dieser primären Veränderungen zu den consecutiven örtlichen Erkrankungen, welche man die Localisation der Dyskrasie genannt hat.

Der Begriff der Localisation sowohl, als der der Metastasen ist zu einer Zeit entstanden, wo man sich wirklich vorstellte, daß der heterologe Stoff, welcher im Blut enthalten gedacht wurde, an irgend einem bestimmten Punkte unverändert wieder abgelagert werde. Der Stoff wurde so aus dem Blut abgeschieden, das Blut dadurch von ihm befreit, der ganze Vorgang hatte einen kritischen, depuratorischen Charakter, und wenn man ihn vom teleologischen Gesichtspunkte betrachtete, etwas Tendentiöses, was ihn als eine Handlung der Naturheilkraft erscheinen ließ.

Seitdem man angefangen hat, die localen Erkrankungsvorgänge in ihren Einzelnheiten zu verfolgen und sie ihrer eigenthümlichen Bedeutung, ihrem Wesen nach aufzufassen, hat man die Beziehung derselben zu hypothetischen Dyskrasien mehr und mehr beschränkt, und nur die humoralen Puristen sind in ihrer Consequenz dahin gekommen, endlich auch locale Dyskrasien zu statuiren, wo die unverkennbar örtliche Begründung des Localleidens die Annahme einer voraufgehenden, allgemeinen Dyskrasie geradezu unmöglich machte. Diese Formel ist wieder nur eine Spielerei, denn es versteht sich von selbst, daß die örtlichen Erkrankungen, mit denen eine Störung der Ernährungsvorgänge auftritt, auch örtliche Veränderungen des Bluts in demjenigen Abschnitte des Gefäßsystems, welcher dem kranken Theil zugehört, hervorbringen müssen. Eine solche Veränderung geschieht aber bei der Ernährung der Gewebe, bei der Se- und Excretion überall. Das Blut wird in den einzelnen Körpertheilen durch Abgabe oder Aufnahme gewisser Stoffe in seiner Mischung fortwährend verändert und das aus den Theilen heraustretende, venöse Blut ist in seiner Krase jedesmal verschieden von dem einströmenden arteriellen. Die Veränderung ist aber immer eine consecutive, die Folge der normalen oder veränderten Ernährungsvorgänge. Bei der Frage von den Dyskrasien handelt es sich dagegen hauptsächlich um primäre Veränderungen des Bluts, welche die übrigen Krankheitsphänomene nach sich ziehen.

Stellt man die nachweisbaren Veränderungen des Bluts

in Beziehung zu den örtlichen Krankheitsvorgängen, so findet sich, daß das Verhältniß keineswegs ein einfaches ist, sondern daß immer drei verschiedene Möglichkeiten zu erwägen sind. Der locale Vorgang kann die Folge der Dyskrasie, diese kann die Folge des localen Vorganges, endlich Dyskrasie und localer Vorgang können coordinirte Folgen einer dritten allgemeinen Veränderung sein. Dieß gilt nicht bloß für die Beurtheilung verschiedener, sondern auch desselben Localleidens, wie das Beispiel von den Entzündungen lehrt.

Im letzten der drei angeführten Fälle hat eigentlich die Beziehung des localen Vorganges zu den allgemeinen Lebensvorgängen, des Localleidens zu dem Allgemeinleiden gar nicht nothwendig etwas mit einer Dyskrasie zu thun: die Richtung, welche die Lebensvorgänge an einem bestimmten Körpertheil unter örtlichen Bedingungen nehmen, kann allgemein werden, so daß durch die locale Erregung eine Veränderung der Richtung der allgemeinen Lebensvorgänge gesetzt wird.

Wir wollen diesen praktisch wichtigsten Punkt an einem Beispiel erörtern:

Es bekommt einer eine krebsige oder sarcomatöse Geschwulst am Auge. Diese entwickelt sich, wie sie sich an jedem anderen Pnnkte, den Lebensgesetzen entsprechend, auch entwickeln würde, nur daß die Zellen pigmentirt (melanotisch) werden. — Die Geschwulst wird exstirpirt, allein nach kurzer Zeit kehrt sie nicht bloß an derselben Stelle zurück, sondern es bilden sich auch an verschiedenen anderen Körpertheilen analoge Geschwülste aus. Diese entwickeln sich im Allgemeinen ganz nach den allgemeinen Lebensgesetzen, aber die einzelnen Organisationselemente, die Zellen folgen der im Körper erregten Richtung: sie werden gleichfalls pigmentirt.

Um diese Erscheinung zu erklären, haben die Humoralpathologen eine eigenthümliche, melanotische Dyskrasie angenommen, welche durch die primäre Geschwulst hervorgerufen sei; ja die Puristen unter ihnen haben die Dyskrasie schon vor der ersten Geschwulst präexistiren lassen. Als Beweis dafür haben sie angeführt, daß zuweilen im Blute sich Pigmentkörner und Pigmentzellen vorfinden.

Nun wissen wir aber, daß solche Körner und Zellen auch zu anderen Zeiten und unter anderen Bedingungen im Blute vorkommen z. B. bei gewissen Milzkrankheiten, ohne daß dadurch die Bildung von Geschwülsten und zwar von pigmentirten Geschwülsten angeregt wird, und es bliebe daher, selbst die Richtigkeit der ersten Aufstellung zugestanden, immer noch zu fragen, worin die Pigmentbildungen im Blut, welche Geschwülste hervorrufen, sich von denen unterscheiden, die es nicht thun.

Es handelt sich aber zunächst gar nicht um die Geschwulstbildung, sondern nur um die Pigmentirung der Geschwülste. Die Ablagerung von Pigment in Zellen scheint überall da, wo sie nicht auf Extravasation von Blut zu beziehen ist, abhängig zu sein von dem Austritt von Hämatin aus dem Blut durch die Capillargefäß-Membranen hindurch an Zellen, und daher überall gebunden zu sein an ein bestimmtes Verhältniß der Cirkulation. Ob dieses in der Beschaffenheit des Bluts oder der Gefäßhäute, der Nerven oder der Gewebe begründet ist, bleibt dahin gestellt; jedenfalls concurriren alle diese Theile bei der Bildung des Pigments. Sie alle können aber wiederum durch eine höhere, allgemeinere Ursache bestimmt werden. Ein Schwarzer zeugt mit einer Weißen ein Kind mit gefärbter Epidermis; die Spermatozoiden-Flüssigkeit leitet hier also die Richtung der Ernährung bestimmter Gewebsbestandtheile und die primäre Erregung des Eis besteht wirksam nicht bloß durch das ganze Leben des aus dem Ei entwickelten Menschen, sondern sie pflanzt sich sogar noch auf die folgenden Generationen in ähnlicher Weise fort. So sehen wir während der Gravidität bei den verschiedensten Frauen an der Haut besonders gewisser Körperstellen Flecke von pigmentirten Epidermiszellen entstehen, und bei Störungen der Menstruation beobachten wir nicht selten farbige Exantheme, anomale Bildung stark gefärbter Haare ꝛc., welche als der Ausdruck einer allgemeinen, durch die Zustände der Sexualorgane erregten Veränderung der Richtung der Ernährungsvorgänge im Körper angesehen werden dürfen.

Wir können daher in dem angeführten Beispiel die Thatsachen so erklären, daß die primäre Geschwulst am Auge gefärbt wurde, weil sich die locale Richtung der Ernährungsvorgänge von den Zellen der Choroidea auf die Geschwulstzellen übertrug, und daß nachher sowohl in dem Blut, als in den neuen Geschwülsten ähnliche Pigmentbildungen entstanden, weil die locale Richtung durch katalytische Erregung allgemein wurde. —

Die localen Erkrankungen sind fast immer Störungen der normalen Ernährungsvorgänge, bei welchen Blut und Nerven mitwirken, also auch nothwendig sind, bei welchen sie aber nicht das eigentlich Bestimmende ausmachen. Die Störungen der Ernährungsvorgänge reduciren sich schließlich auf Störungen des Diffusionsverhältnisses zwischen Blut und Gewebe, eines mechanischen Verhältnisses, für dessen Zustandekommen sowohl Blut und Gefäße, als Nerven und Gewebe Bedingungen sind und welches daher auch durch verschiedene Zustände dieser Theile verändert werden kann. Flüssige und feste Theile sind bei den nutritiven Diffusionsströmungen gleichzeitig betheiligt; Beides, humorale und solidare Lehren finden hier ihre Anerkennung, nur nicht exclusiv. Auch hier handelt es sich um Lebensvorgänge und es kann daher nicht bloß eine Seite des Lebens in Rechnung gezogen werden. Das ganze Leben muß es sein!

Die Seuche.

Ὅσα νοσήματα ἐξ ἐπιδημίας τέχνη ἰᾶται τεχνικῶς κρίνουσα τὴν τροπὴν τῶν σωμάτων. **Hippocrates.**

Wenn die Krankheit der Ausdruck des unter ungünstigen Bedingungen verlaufenden Einzellebens ist, so müssen Seuchen das Anzeichen großer Störungen des Massenlebens sein. Jedesmal, wenn sich Viele unter gleichen, nachtheiligen Verhältnissen befinden, wird auch die Krankheit an Vielen auftreten, sie wird en- oder epidemisch sein.

Lange Zeit hindurch hat das Gewaltige und Gräßliche in dem Erscheinen der Seuchen die Geister gelähmt, und in dem vernichtenden Gefühl der Kraftlosigkeit hat sich der Sinn der Menschen zur Transscendenz gewandt. Man gab der Seuche göttlichen Ursprung.

Schon Hippocrates hat den Weg begonnen, auf dem die menschliche Erkenntniß zu einer allmählichen Anschauung auch über diese Erscheinung gelangen kann. Indem er die gesammten Lebensbedingungen des einzelnen Menschen, sowie der Völker studirte, indem er der Luft, dem Wasser, dem Boden, der Lebensweise Rechnung trug, hat schon er den Standpunkt angebahnt, auf dem wir gegenwärtig stehen.

Die Lebensbedingungen sind entweder natürliche oder künstliche, je nach den räumlichen und zeitlichen Verhältnissen des einzelnen Menschen. Die Entwickelung der Cultur, indem sie die Beziehungen der Einzelnen unter einander vervielfacht, complicirt auch die Lebensbedingungen, und es ist gewöhnlich erst das Resultat langer und vielfach vergeblicher Bestrebungen, daß man endlich die complicirten Bedingungen so ordnet und ausgleicht, daß ihre Summen den natürlichen Lebensbedingungen äquivalent sind.

So sind auch die Seuchen natürliche oder künstliche, je nachdem die Veränderung der Lebensbedingungen „von selbst", durch Naturereignisse oder künstlich, durch die Lebensweise eintritt.

Die natürlichen Seuchen sind immer da gewesen, so oft der Wechsel der Jahreszeiten, der Witterung ꝛc. die Lebensbedingungen änderte und die große Masse sich vor dieser Veränderung nicht durch künstliche Mittel schützte. Sie wiederholen sich so oft, als die äußern Verhältnisse es erfordern, und bleiben, so lange diese andauern. Ruhren, Wechselfieber, Pneumonien sind zu allen Zeiten epidemisch vorgekommen.

Die künstlichen Seuchen sind vielmehr Attribute der Gesellschaft, Produkte der falschen oder nicht auf alle Klassen verbreiteten Cultur; sie deuten auf Mängel, welche durch die staatliche und gesellschaftliche Gestaltung erzeugt werden und treffen daher auch vorzugsweise diejenigen Klassen, welche die Vortheile der Cultur nicht mitgenießen. Dahin gehören die Typhen, die Skorbute, die Schweißfieber, die Tuberkulosen.

Die künstlichen Seuchen sind natürlich von sehr wechselndem Charakter, je nachdem die Entwickelung der einzelnen Völker die Verhältnisse des Lebens (Wohnung, Nahrung, Boden, geistige und körperliche Beschäftigung) verändert. Seuchen mit einem bis dahin ungewohnten Charakter treten auf und verschwinden, nachdem neue Culturperioden begonnen sind, zuweilen spurlos. So der Aussatz und der englische Schweiß. Die Geschichte der künstlichen Epidemien ist daher die Geschichte der Störungen, welche die Cultur der Menschheit erfahren hat; ihr Wechsel zeigt uns das Umschlagen der Cultur zu neuen Richtungen in gewaltigen Zügen. Jede wahrhafte Cultur-Revolution hat in ihrem Gefolge Seuchen, weil ein großer Theil des Volkes erst allmählich in die neue Culturbewegung aufgenommen und ihrer Segnungen theilhaftig wird.

Manche Seuchen, welche offenbar künstliche sind, lassen sich bis jetzt keineswegs auf ihre Bedingungen zurückführen. Die Syphilis, die Pocken, die Masern pflanzen sich heut zu Tage nur durch Ansteckung, durch Uebertragung katalytischer Erreger, wie das Leben fort, und man wird fast versucht, ihnen einen ähnlichen Ursprung zuzuschreiben, wie dem Leben überhaupt. Gerade bei diesen Krankheiten drängt sich aber die Frage auf, ob sie wirklich primär menschliche gewesen sind oder wenigstens ob sie nicht ursprünglich aus Racen-Eigenthümlichkeiten hervorgegangen sind. Die Genus- und Species-Krankheiten der Thiere (Rotz, Pocken, Milzbrand ꝛc.), welche alle auf den Menschen übertragbar sind und von ihm auf seines Gleichen propagirt werden können, scheinen dafür zu sprechen.

Die künstlichen Seuchen sind leibliche oder geistige, denn auch die Geisteskrankheiten treten epidemisch auf und reißen ganze Völker in eine wahnsinnige Bewegung. Die Psychiatrie befähigt allein den Historiker, die großen Schwankungen der öffentlichen Meinung, der Volksstimmung zu übersehen, welche im Großen das Bild der einzelnen Geisteskrankheit wiederholen.

Soll die Medicin daher ihre große Aufgabe wirklich erfüllen, so muß sie in das große politische und sociale Leben eingreifen; sie muß die Hemmnisse angeben, welche der normalen Erfüllung der Lebensvorgänge im Wege stehen, und ihre Beseitigung erwirken. Sollte es jemals dahin kommen, so wird die Medicin, was sie auch sein muß, ein Gemeingut Aller sein, sie wird aufhören Medicin zu sein und sie wird ganz aufgehen in das allgemeine, dann einheitlich gestaltete Wissen, das mit dem Können identisch ist. Dann wird es thatsächlich und offenbar werden, was Baco sagt: Quod in contemplatione instar causae est, id in operatione instar regulae est.

FSC
www.fsc.org
MIX
Papier | Fördert gute Waldnutzung
FSC® C083411

Zeitfracht Medien GmbH
Ferdinand-Jühlke-Straße 7
99095 Erfurt, Deutschland
produktsicherheit@kolibri360.de